BEI GRIN MACHT SICH IHR WISSEN BEZAHLT

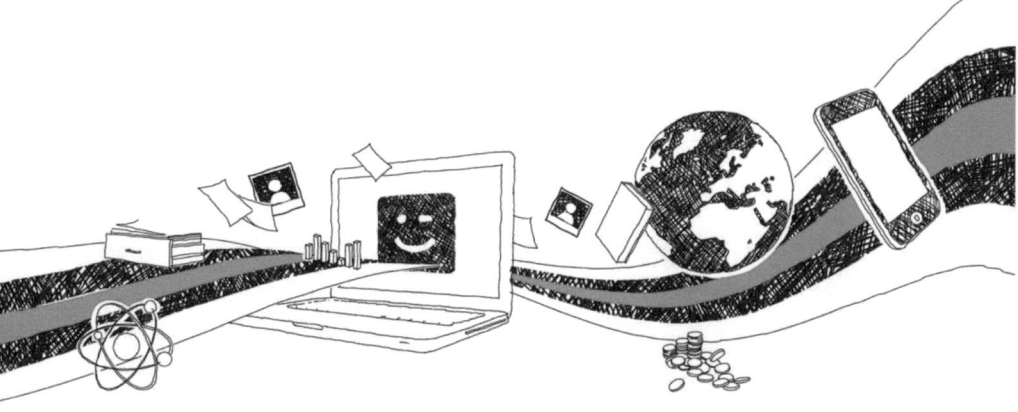

- Wir veröffentlichen Ihre Hausarbeit,
  Bachelor- und Masterarbeit

- Ihr eigenes eBook und Buch -
  weltweit in allen wichtigen Shops

- Verdienen Sie an jedem Verkauf

Jetzt bei www.GRIN.com hochladen und kostenlos publizieren

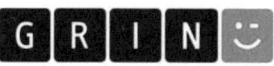

Wilhelm Krüger

Aus der Reihe: e-fellows.net stipendiaten-wissen

e-fellows.net (Hrsg.)

Band 1361

Die Bedeutung des Holocaust in der Theologie Adolf Hitlers

GRIN Verlag

Bibliografische Information der Deutschen Nationalbibliothek:

Die Deutsche Bibliothek verzeichnet diese Publikation in der Deutschen National-
bibliografie; detaillierte bibliografische Daten sind im Internet über http://dnb.d-
nb.de/ abrufbar.

Impressum:

Copyright © 2012 GRIN Verlag GmbH
Druck und Bindung: Books on Demand GmbH, Norderstedt Germany
ISBN: 978-3-656-97119-1

Dieses Buch bei GRIN:

http://www.grin.com/de/e-book/300807/die-bedeutung-des-holocaust-in-der-
theologie-adolf-hitlers

GRIN - Your knowledge has value

Der GRIN Verlag publiziert seit 1998 wissenschaftliche Arbeiten von Studenten, Hochschullehrern und anderen Akademikern als eBook und gedrucktes Buch. Die Verlagswebsite www.grin.com ist die ideale Plattform zur Veröffentlichung von Hausarbeiten, Abschlussarbeiten, wissenschaftlichen Aufsätzen, Dissertationen und Fachbüchern.

Besuchen Sie uns im Internet:

http://www.grin.com/

http://www.facebook.com/grincom

http://www.twitter.com/grin_com

Institut für Geschichte und Ethik der Medizin des
Universitätsklinikums Hamburg-Eppendorf
Wahlfach Vorklinik im Sommersemester 2012
„Philosophie, Theologie und Ethik des Todes"

Die Bedeutung des Holocaust in der Theologie
Adolf Hitlers

Verfasst von Wilhelm Krüger

Inhaltsverzeichnis

Einleitung

Wer als Laie an Theologie denkt, hat in unserer Gesellschaft zumeist wohl die christliche Theologie, die unsere Kultur so maßgeblich geprägt hat, vor Augen. Wer in der deutschen Öffentlichkeit nur den Namen Adolf Hitlers in den Mund nimmt, läuft zu Recht Gefahr, kritisch beäugt zu werden. Geradezu grotesk wirkt dann die Vorstellung einer Synthese von christlicher Theologie mit ihren Grundsätzen sowie dem Diktator Adolf Hitler, Urheber der Vernichtung unzähliger unschuldiger Menschen.

Wer an Hitler denkt, denkt vielleicht an Weltkrieg, Massenvernichtung und Judenverfolgung, aber sicherlich nicht an Nächstenliebe und Vergebung.

Ebenso ist die eingebürgerte Verwendung des Begriffes „Holocaust", d.h. die von den Nationalsozialisten genannte „Endlösung der Judenfrage", also die industrielle Vernichtung der Juden, problematisch, da dieser Ausdruck aus der griechischen Opfermythologie kommt und ursprünglich die rituelle Verbrennung eines religiösen Opfers bezeichnete.[1]

Aus diesem Grund bevorzugen viele Juden den hebräischen Begriff „Shoa", der soviel wie „Untergang, Zerstörung" bedeutet.

Doch sehr bewusst habe ich die Bezeichnung „Holocaust" im Sinne eines „vollständig verbrannten" Opfers gewählt. Denn ich möchte genau diese Frage klären: Handelt es sich bei der „Endlösung der Judenfrage" in Hitlers Theologie um ein religiöses Opfer, also einen „Holocaust", oder war die Vernichtung der Juden schlicht das politische Ziel eines Wahnsinnigen?

Zur Klärung dieser Frage werde ich mich der Theorie des Kulturanthropologen René Girards und seiner Schriften zur Entstehung des Opfers bedienen.

Schon die einzelnen Ausdrücke „Theologie Hitlers" und „Holocaust" haben offensichtlich eine gewisse Spannung in sich und ihre Verbindung muss zwangsläufig provozieren. In diesem Aufsatz möchte ich sie zusammenführen und gleich der gegenstrebigen Fügung von Saite und Bogen im Moment der Entspannung erklingen lassen.[2]

Zunächst gilt es, zu erläutern, was mit der „Theologie" Hitlers gemeint sein könnte und hier gemeint ist.

---

[1] Liddel, H. G. & Scott, R. (1996), Greek-English Lexicon, S. 1217 (Stichwort olokausteo).
[2] Das Bild verdanke ich Taubes, J., Ad Carl Schmitt.

3

1. Was mit „Theologie" gemeint ist

Selbstverständlich hat Adolf Hitler keine akademische Theologie betrieben.[3] Am wenigsten ist hier von der christlich konnotierten Theologie die Rede - auch wenn Hitler in dem Christentum „eine gute Lehrmeisterin"[4] in Bezug auf dessen Struktur gesehen hat, trennte er sich doch immer sehr entschieden von deren Lehren ab, da er sie als wissenschaftlich widerlegt sah.[5] Aus diesem Grund empfand er die Kirche auch nicht als gefährliche institutionelle Konkurrenz: „Am besten, man lässt das Christentum langsam verklingen; ein langsames Ausklingen hat auch etwas Versöhnendes in sich: Das Dogma des Christentums zerbricht vor der Wissenschaft. Die Kirche muss schon jetzt mehr und mehr Konzessionen machen. [...] Es braucht nur noch der Nachweis geführt werden, dass das Anorganische und das Organische in der Natur ohne Grenze ineinanderüberfließen. Wenn erst einmal das Wissen um das Universum sich verbreitet, wenn der Großteil der Menschen sich klar darüber wird, dass die Sterne nicht Leuchtkörper sind, sondern Welten, vielleicht belebte Welten, wie die unsere, dann wird die Lehre des Christentums völlig ad absurdum geführt"[6].

Ebenso wenig ist mit Hitlers Theologie hier der Nationalsozialismus als politische Religion gemeint.

Es soll in dieser Arbeit um die ursprüngliche Bedeutung der Theologie also θεός „Gott" und λόγος „Wort" als „Reden von Gott", auf die sich auch der Theologe Rainer Bucher in seiner Arbeit „Hitlers Theologie" bezieht, gehen: „Natürlich ist Hitler kein christlicher und auch kein wissenschaftlicher Theologe, aber er verkündigt sein Politikprojekt im Namen eines Gottes, und das vom Beginn seines öffentlichen Redens bis zu seinen letzten dokumentierten Äußerungen. Die Theologie dieser Verkündigung kann man erheben. Die Texte Hitlers verkörpern einen genuinen theologischen Diskurs[...]"[7].

Auf Bucher geht auch die im Folgenden dargestellte Systematisierung der von Hitler propagierten Äußerungen über Gott zurück.

---

[3] Vgl. Bucher, R., Hitlers Theologie, S. 32 ff.
[4] Vgl. Picker, H., Hitlers Tischgespräche, S. 247 (4.4.1942).
[5] Vgl. Hitler, A., Monologe, S. 85 (14.10.1941).
[6] Hitler, A., Monologe, S. 83 (14.10.1941).
[6] Bucher, R., Hitlers Theologie, S. 34.

2. Struktur der Theologie Hitlers

Im Wesentlichen lassen sich Hitlers Reden von Gott in drei Kategorien einordnen; sein Reden direkt über „Gott", sein Reden von dem „Glaube" und schließlich am eindrücklichsten sein Reden über die „göttliche Vorsehung"[8].

Gott ist für Hitler vor allem eines: Legitimationsinstanz. Hitler sieht in Gott dabei weniger den Schöpfer der Menschen als den Schöpfer der Völker: „Im übrigen glaube ich eines: Es gibt einen Herrgott! Dieser Herrgott schafft die Völker.", so Hitler in seiner Rede auf dem Gauparteitag Mainfranken in Würzburg 1937.

Die Grundannahme, dass Gott die Völker geschaffen habe, rechtfertigt dabei seine rassistische Politik. „Ich bin mir darüber klar, was ein Mensch kann und wo seine Begrenzung liegt, aber ich bin der Überzeugung, dass die Menschen, die von Gott geschaffen sind, auch dem Willen dieses Allmächtigen nachleben wollen. Gott hat die Völker nicht geschaffen, dass sie sich [...] vermantschen und ruinieren, sondern dass sie sich so erhalten, wie Gott sie geschaffen hat! Indem wir für ihre Haltung eintreten in der Form, wie Gott es gewollt hat, glauben wir, dass wir auch dem Willen des Allmächtigen entsprechend handeln."[9] Und „Wer die Hand an das höchste Ebenbild des Herren zu legen wagt, frevelt am gütigen Schöpfer dieses Wunders und hilft mit an der Vertreibung aus dem Paradies."[10] Aber Gott ist nicht nur Legitimationsinstanz von Hitlers Politik, sondern auch direkter Kommunikationspartner bei Gottesanrufungen: „Allmächtiger Gott, segne dereinst unsere Waffen; sei so gerecht, wie du es immer warst; urteile jetzt, ob wir die Freiheit nun verdienen; Herr, segne unseren Kampf!"[11]

So sieht Rainer Bucher in Hitlers Gottesbegriff ein „transzendente Appellationsinstanz", die die Sicherheit des eigenen rassistischen Konzepts garantiere[12].

Hitler differenziert aber zwischen dem Gottesbegriff der allgemeinen Bevölkerung und dem von ihm in seinen Reden propagiertem Gott. Für die „breiten Massen" sei der Begriff der

---

[8] Vgl. Systematisierung nach R. Bucher.
[9] Domarus, M., Reden und Proklamationen 1932-1945, S. 704 (Rede auf dem Gauparteitag Mainfranken in Würzburg, 27.06.1937).
[10] Hitler, A., Mein Kampf, S. 421.
[11] Hitler, A., Mein Kampf, S. 715.
[12] Vgl. Bucher, R., Hitlers Theologie, S. 98.

Gottheit eine wunderbare „Substantiierung" und ein „Sammelbegriff" für das Unbegreifliche, der nicht zerstört werden müsse[13].

Die zweite der drei „Säulen", auf deren Grundlage Hitlers Theologie skizziert werden kann, ist sein Begriff des Glaubens. Der „blinde Glaube an die Richtigkeit des eigenen Ziels" sei nach Hitler die „größte Kraft auf dieser Welt"[14]. Der Glaube ist das, was Hitler von den einzelnen Menschen fordert. Blindes Vertrauen bis in den Tod: „Wer bereit ist, dafür zu sterben, der glaubt daran, wer nicht bereit ist, dafür zu sterben, der glaubt nicht daran."[15] Nach Rainer Bucher analysierte Hitler in der damaligen Zeit eine Glaubenskrise der Menschen. Auf der einen Seite hätte die Bevölkerung kein Vertrauen mehr in das Weimarer System[16], auf der anderen Seite stünde die Kirche in einer „modernen Relativierungskrise", in der sie es nicht schafften, einen wirklichen Glauben hervorzurufen: „Weder können sie [die Kirchen] das Individuum mit jener Unbedingtheit erfüllen, die für Hitler zum Glaubensbegriff gehört, noch viel weniger sind sie in der Lage für den Staat, der nur durch seinen einheitlichen ‚Glauben' konstituiert werden könne, jenen Glauben bereitzustellen."[17]

Als Grund für die Glaubenskrise der Kirchen jenes eingangs erwähnte „Verklingen des Christentums" sah Hitler die naturwissenschaftliche Relativierung und Widerlegung der in der Kirche vertretenen Glaubensinhalte.[18]

Der Theologe Anton Grabner-Haider interpretiert Hitlers Vorstellung vom Glauben in „Hitlers Theologie des Todes" wie folgt: „Wir erkennen [...] deutlich den Glauben an die magische Kraft des Glaubens, der sich auch in der christlichen Lehre seit Paulus von Tarsos findet. Für diesen Glauben setzt der Einzelner seine Person ein und wird bereit, dafür auch den Tod anzunehmen."[19]

Es werden deutlich die „messianischen" Züge Hitlers ersichtlich, der die Menschen durch einen neuen Glauben „an das Volk" zu mobilisieren versucht und ihnen in Zeiten der Orientierungslosigkeit der Weimarer Republik ein neuen Glaubensinhalt vermitteln möchte: „Ich kann mich nicht lösen von dem Glauben am mein Volk, kann mich nicht lossagen von der Überzeugung, dass diese Nation wieder einst auferstehen wird, kann mich nicht entfernen von der Liebe zu diesem meinem Volk und hege felsenfest die Überzeugung, dass [...] die Stunde kommt, in die die Millionen, die uns heute hassen, hinter uns stehen und mit uns dann begrüßen werden das gemeinsam geschaffene, mühsam erkämpfte, bitter erworbene neue

---

[13] Vgl. Hitler, A., Monologe, S. 85 (14.10.1941).
[14] Vgl. Hitler, A., Sämtliche Aufzeichnungen, S. 636 (NSDAP-Mitteilungsblatt, 26.04.1922).
[15] Hitler, A., Reden, Schriften und Anordnungen II/1, S. 207.
[16].Vgl. Bucher, R., Hitlers Theologie, S. 103.
[17] Ebd., S. 104.
[18] Vgl. Hitler, A., Monologe, S. 83 (14.10.1941).
[19] Grabner-Haider, A., Hitlers Theologie des Todes, S. 18.

deutsche Reich der Größe und der Ehre und der Kraft und der Herrlichkeit und der Gerechtigkeit. Amen!"[20]

Neben dem Gottesbegriff und dem Glaubensbegriff stützt noch eine dritte „Säule" das Konstrukt der Theologie Hitlers: Seine Reden von der „göttlichen Vorsehung". Nach Rainer Bucher stelle der Vorsehungsbegriff die Basis von Hitlers Theologie dar.[21] Er sei von Hitler direkt mit seiner Biographie und seinem nationalsozialistischen Projekt verbunden und diene als die zentrale geschichtstheologische Legitimationskategorie. „Im Erfolg behauptet der Vorsehungsbegriff die göttliche Sendung Hitlers, im Prozess der Niederlage dient er als göttliche Mobilisierungshilfe"[22]. Rainer Bucher verweist damit auf die Funktion des Vorsehungsbegriffes in den verschiedenen Stadien des Nationalsozialismus des ersten Scheiterns mit „Schwenk" auf das von Hitler dann verfolgte Legalitätsprinzip, der Aufstieg und die Machtergreifung des Nationalsozialismus und dessen letztliche Niederlage im Weltkrieg. Mit seiner Hilfe enthebe Hitler sein eigenes politisches Projekt der Alltäglichkeit des politischen Kampfes und situiere es in einem religiösen Kontext. Der Vorsehungsbegriff selbst sei eine nicht weiter selbst „begründungspflichtige Begründungsgröße".[23]

Vor allem nach der nationalsozialistischen Machtergreifung 1933 verwendete Hitler den Vorsehungsbegriff als Legitimation seines Handelns: „Wäre das möglich gewesen, wenn die Vorsehung nicht geholfen hätte?" – Was dermaßen erfolgreich sei, müsse von Gott gewollt und geplant gewesen sein, wer sich dagegen erhebe, erhebe sich nicht gegen Hitler, sondern gegen Gott. So habe sich Hitler nach Rainer Bucher jeglicher Kritik entziehen können.[24]

Auffällig und wie wir noch sehen werden von Bedeutung ist die retrospektive Verwendung des Vorsehungsbegriffs, mit dem Hitler sein Tun legitimiert.

Die vorangegangenen Seiten konnten, denke ich, das Gerüst von Hitlers Reden von Gott skizzieren. Es stellt sich nun die Frage, welche Bedeutung der Holocaust in dieser Beziehung hatte. Wie ist ein Gott, der die Völker erschaffen habe, die Glaubenskrise der Kirche und damit auch der Menschen, der retrospektiv verwendete Vorsehungsbegriff und der Holocaust zusammenzubringen?

---

[20] Domarus, M., Hitler, S. 2185 (Neujahrsaufruf an das deutsche Volk, 01.01.1945).
[21] Vgl. Bucher, R., Hitlers Theologie, S. 77.
[22] Ebd., S. 86.
[23] Vgl. Ebd., S. 80-83.
[24] Ebd., S. 83.

3. Die Bedeutung des Holocaust in der Theologie Hitlers

Wie die vorangegangenen Darlegungen verdeutlicht haben, ist unter bestimmten Voraussetzungen durchaus von einer Theologie Hitlers zu sprechen. Welche Bedeutung hat also in diesem Zusammenhang der Holocaust, die industrielle Vernichtung von Millionen unschuldiger Juden?

Der Begriff „Holo-caust" kommt, wie eingangs erwähnt, aus der griechischen Opfermythologie von λος „ganz, vollständig" und καυσις „Brand, Verbrennung" und das adjektiv holocauston bezeichnete ein vollständig verbranntes Opfer.[25] Aber handelt es sich bei dem Holocaust um ein „religiöses" Opfer innerhalb der Theologie Adolf Hitlers?

Das klassische religiöse Opfer ist doch ein abstrakter Tausch: Man opferte z.b. hundert Schweine und der Gott/ die Gottheiten ist jemandem als Dank dafür gewogen und lässt ihn etwa den nächsten Krieg gewinnen oder sicher nach Hause gelangen.[26] Heute nicht mehr nachzuvollziehen, doch damals, da die Menschen daran wohl glaubten, gängige Praxis.

Hitler hatte einen solchen „Tauschpartner" nicht. Die Vernichtung der Juden, da sind sich die Theologen Anton Grabner-Haider und Rainer Bucher einig, war ein Ziel[27] (Grabner-Haider), bzw. das zentrale Ziel[28] (Bucher) der Politik Hitlers.

Im ersten Falle ist das Opfer, z.B. die hundert Schweine, nur ein Mittel zur Erfüllung einer transzendenten Funktion, nämlich, dass die Gottheit beschwichtigt oder „überredet" wird, sich der Wünsche des Opfernden anzunehmen. Die Intention einer Opferung war ein Zweck, der durch das Opfer erreicht werden sollte.

Dass das Ziel von Hitlers „Opferung" nicht ein transzendenter Zweck, sonder das Opfer selbst, der Jude, ist, widerspricht aber meinem Verständnis eines religiösen Opfers. Das Opfer ist im klassischen Sinne nur Mittel zum Zweck und sollte darüber hinaus besonders unschuldig sein, um der Gottheit die Ehrerbringung des Opfernden zu bezeugen.

So ist Abraham sogar bereit, seinem Gott seinen einzigen Sohn Isaak zu opfern, um jenem seine Unterwerfung zu bezeugen; mit Sicherheit jedoch nicht mit dem persönlichen Ziel, seinen eigenen unschuldigen Sohn zu verbrennen.

---

[25] Liddel, H. G. & Scott, R. (1996), Greek-English Lexicon, S. 1217 (Stichwort olokausteo).
[26] Vgl. Homer, Odyssee, vgl. Homer, Ilias, vgl. Altes Testament
[27] Vgl. Grabner-Haider, A., Hitlers Theologie des Todes, S. 43: „Die Kriegsziele waren fast die gleichen wie im Krieg des Kaisers, nur die Auslöschung der Juden kam als neues Ziel hinzu."
[28] Vgl. Bucher, R., Hitlers Theologie, S. 113: Bucher beruft sich auf Michael Ley und bezeichnet dessen Grundthese, dass der Nationalsozialist „primär die Ausschaltung bzw. Vernichtung der Juden zum Ziele hatte" als richtig.

Für Hitler sind die Juden aber das exakte Gegenteil von unschuldig und „wertvoll", nein, sie sind Abschaum für ihn, „fleischgewordener Protest gegen die Ästhetik des Ebenbildes des Herrn"[29], „Rasse, aber nicht Mensch"[30], „Ebenbild des Teufels"[31], „Rassetuberkulose der Völker"[32].

Es ist also kein Kriterium eines religiösen Opfers erfüllt. Weder sind die Juden Mittel zum transzendenten Zweck, sondern das Ziel von Hitlers Politik, noch sind die Juden in Hitlers Augen besonders unschuldig und „wertvoll".

War die Vernichtung der Juden also nicht ein religiöses Opfer, sonder schlicht das politische Ziel eines Wahnsinnigen?

Um diese Frage zu klären, müssen wir sehr weit ausholen, zurück zu der Entstehung des Opfers und der essentielleren Frage: Weshalb oder Warum opferten Menschen Tiere, opferten Menschen Menschen?

---

[29] Hitler, A., Mein Kampf, S. 195 f.
[30] Hitler, A., Sämtliche Aufzeichnungen, S. 918.
[31] Ebd.
[32] Ebd.

4. Opfermechanismus nach René Girard

Rein rational betrachtet gibt es keinen empirisch erfassbaren Grund zu opfern. Diejenige Kultur, die z.b. Tieropfer oder sogar Menschenopfer dargebracht haben, sollte sogar einen Nachteil haben gegenüber nicht opfernden Kulturen, schließlich geht mit jedem Opfer wertvolle Nahrung oder sogar im Falle von Jünglingen wie bei den Azteken[33] Arbeitskraft verloren. Lange Zeit war mir die von vielen einfach hingenommene Tatsache, dass über tausende Jahre hinweg Mensch und Tier geopfert wurde, unbegreiflich.[34]

Mit Erklärungen wie „wer opfert, hofft" wollen wir uns hier nicht abfinden und hinterfragen, was „des Pudels Kern" ist.

Der Kulturanthropologe René Girard hat sich eingehend mit der Entstehung und Funktion des Opfers befasst und ist zu erstaunlichen Erkenntnissen gelangt, mit dessen Hilfe wir versuchen wollen, zu klären, ob der Holocaust ein religiöses Opfer darstellte.

Nach Girard zeichnet sich eine gut funktionierende Kultur nach dem Motto „In der Krankheit bewährt sich der Gesunde" darin aus, dass sie besonders gut Krisensituationen übersteht. Unter normalen Bedingungen fände innerhalb einer Kultur „positive Reziprozität" statt, d.h. bei Girard Menschen tauschen Waren, vertrauen einander, sie differenzieren sich in immer speziellere Tätigkeiten und Berufen, der eine nährt, der andere wärmt, der dritte heilt. Dergestalt floriert die Gesellschaft und wächst an Angebot und Vielfalt.

Auf Grund von äußeren oder inneren Ursachen werde eine Kultur aber in Krisen geraten. Es bricht z.B. eine Hungersnot aus, weil eine Ernte ausfällt, oder es bricht die Pest aus, oder eine Naturkatastrophe. Im Falle der Krise fände dann negative, „bösartige" Reziprozität statt, die die Beziehungen zwischen den Menschen in Spannung brächte: Die schlechte Reziprozität bringe die Menschen gegeneinander auf, vereinheitliche sie in ihren Verhaltensweisen und führe zur Vorherschafft eben dieses Verhaltens.[35] Die Menschen halten also ihr Hab und Gut zusammen, misstrauen einander und in einem Teufelskreis verschlimmert sich dieses Verhalten unter der Ursache der Krise.[36] Paradoxerweise obwohl niemand die Krise will, die Krise entwickelt also eine Eigendynamik. Dies führe bis hin zur Bildung eines „Mobs", einer Massenansammlung, in der vollkommen egal sei, welchen Beruf und welche Stellung die

---

[33] Vgl. Schulz, M., Totenkult am Feuerberg, S. 160.
[34] Auf das Tieropfer soll hier nicht weiter eingegangen werden. Es hat für das Thema dieser Arbeit keine Bedeutung. Siehe dazu: Girard, R., Das Heilige und Die Gewalt, S. 11 ff.
[35] Vgl. Girard, R., Der Sündenbock, S. 25 f.
[36] Vgl. Girard, R., Das Heilige und die Gewalt, S. 28 ff.

Individuen innerhalb dieses Mobs hätten. Girard nennt diesen Vorgang „Entdifferenzierung"[37] und „indem sie sich selbst entdifferenziert, verschwindet die Kultur gewissermaßen"[38]. Der Mob kenne nur noch ein einziges Ziel: Die Krise, die keine greifbare Ursache für die Menschen hat, mit allen möglichen Mitteln zu beenden und Normalität einkehren zu lassen. Da es sich um eine gesellschaftliche Krise handle, werde tendenziell versucht der Krise gesellschaftliche bzw. moralische Ursachen zuzuschreiben. Bevorzugt seien also moralische Vorwürfe, wie etwa Inzest oder Gewaltverbrechen, Inhalt der Anschuldigungen, welchen genauen Inhalt die Anschuldigung innehabe, sei vollkommen willkürlich, solange ein moralisches Gesetz übertreten werde.[39]

Schuldig gemacht werde eine Person oder eine Gruppe von Personen, die auf Grund so genannter „Opferzeichen"[40] „ausgewählt" werde. Gesucht werde die Andersartigkeit, die Verschiedenheit. Die Gemeinschaft entdifferenziere, werde zum Mob, um die Differenz zu diesem Mob herauszukristallisieren. In aller Regel richte sich die Aggression der Masse dann gegen einen Fremden, einen Auffälligen, eine Minorität oder schlicht das „Andere". Selbst ein König bleibe dieser Anschuldigung nicht verschont, insofern er anders als die Masse sei.[41] Jeglicher Selbstreflexion entzogen, kenne dann der Mob nur noch ein Ziel: Die Vernichtung des in den Augen der Masse „Schuldigen". Das Wort „Krise" leitet sich von dem griechischen Begriff krino ab, der soviel wie „unterscheiden, beurteilen, differenzieren" und „ein Opfer anklagen" bedeutet.[42] So wurde im Mittelalter während der Pest Juden und Hexen vorgeworfen, sie hätten die Flüsse vergiftet.[43] Infolgedessen wurden Juden, „Hexen" und „Krüppel" verbrannt. Schon eine Warze als Ausdruck der physischen Andersartigkeit und ähnliche Anomalien konnten Menschen das Leben kosten, wenn der Mob sie der Schuld an z.B. einem Ernteausfall bezichtigte.

Doch dieser Vorgang erklärt noch nicht den Vorteil einer Opferung, da in keiner Weise ein Zusammenhang zwischen der Pest und einer Vergiftung besteht, d.h. die Pest kann durch die Verbrennung einer Gruppe von Juden nicht abgewehrt werden und würde einfach weiter „wüten".

---

[37] Vgl. Ebd., S. 26.
[38] Vgl. Ebd.
[39] Vgl. Ebd., S. 74 ff.
[40] Vgl. Ebd., S. 30 ff.
[41] Vgl. Ebd., S. 24 ff.
[42] Vgl. Ebd., S. 37.
[43] Vgl. Ebd., S. 8 ff.

Den Vorteil sieht Girard in den interpersonalen Nachwirkungen eines kollektiv gemordeten Opfers.[44] Der Sündenbock „heilt" zwar keine Epidemien und ist auch nicht Ursache für die Krise, er wirkt sich aber auf die zwischenmenschlichen Beziehungen aus. Irgendwann einmal werden die äußeren Ursachen für eine Krise, z.b. ein Ernteausfall oder die Pest, abgeklungen sein. Die „Kultur", bzw. das, was davon dann noch übrig geblieben ist, wird ein zwischenmenschliches Desaster darstellen. Jeder misstraut jedem, da jedem von jedem misstraut wird und dieser Zustand verschlimmere sich bis ins Unendliche[45]. An diesem Dilemma, dessen Ursache Girard als negative Auswirkung der Mimesis, also die Nachahmung bezeichnet[46], könne das noch verbliebene Rudiment einer Gesellschaft zu Grunde gehen, d.h. die Kultur stirbt aus.

Der Mob opfert nun, salopp formuliert, während der Krise einen Sündenbock nach dem anderen, bis die äußeren Ursachen der Krise verschwunden sind: „Zwar heilen die Sündenböcke weder wirkliche Epidemien noch Dürre, noch Überschwemmungen. Worauf es jedoch in jeder Krise bekanntlich ankommt, ist die Art und Weise, wie sie sich auf die menschlichen Beziehungen auswirkt. Ein Prozess schlechter Reziprozität bahnt sich an, nährt sich aus sich selbst und braucht keine äußeren Ursachen, um weiterzubestehen. Solange die äußeren Ursachen - beispielsweise eine Pestepidemie - andauern, werden die Sündenböcke keine Wirkung zeitigen. Sobald jedoch diese Ursachen wegfallen, kann der erste dahergelaufene Sündenbock die Krise dadurch beendigen, dass er ihre interpersonalen Nachwirkungen dank der Projektion aller Bösartigkeit auf das Opfer auslöst."[47]

Nun setzt sich der von Girard beschriebene „Sündenbockmechanismus" in Gang. Die Menschen wollen keine Krise, sie wollen Ordnung und geregelte Verhältnisse. Sie projizieren all ihre Schuld an der Krise, sowie an der negativen Reziprozität innerhalb der Gesellschaft auf das Opfer[48], vernichten dieses in einem feierlichen Kollektivmord und in einer Art umgekehrten Kausalität, da die äußeren Ursachen für die Krise ja abgeklungen ist, „bewahrheitet" sich die Vermutung des Mobs und alle „interpersonale Nachwirkung" wird durch die Vernichtung des Opfers mit einem Schlag egalisiert, und der Boden für positive Reziprozität und ein Normalisieren der gesellschaftlichen Verhältnisse ist gesät. „Die Rückkehr zu Ordnung und Frieden wird mit der gleichen Ursache in Verbindung gebracht wie die voraufgehenden Unruhen, nämlich mit dem Opfer selbst."[49]

---

[44] Vgl. Ebd., S. 67 ff.
[45] Vgl. Girard, R., Das Heilige und die Gewalt, S. 28 f.
[46] Vgl. Girard, R., Der Sündenbock, S. 95 ff. und Das Heilige und die Gewalt, S. 50 f.
[47] Girard, R., Der Sündenbock, S. 67 f.
[48] Vgl. Girard, R., Das Heilige und die Gewalt, S. 18 f.
[49] Girard, R., Der Sündenbock, S. 83.

12

Die Menschen *glauben*, und das ist essentiell, sobald der Sündenbockmechanismus in Gang gesetzt ist, wirklich an die Schuld des Opfers, weil sie Ordnung und Frieden wollen. Jegliche wissenschaftliche Fraglichkeit oder Krudität wird in der Euphorie der Massen, die endlich die Ursache für die Krise gefunden zuhaben scheint, in Kauf genommen und übergangen.[50]

---

[50] Vgl. Ebd., S. 125 ff.

5. Fazit: Ist der Holocaust als religiöses Opfer in Hitlers Theologie zu bezeichnen?

Hitler glaubte an die Schuld der Juden. „Es ist […] erklärungsbedürftig, dass Hitler die Ermordung des europäischen Judentums fanatisch weiterbetrieb, selbst als auch für ihn unübersehbar war, dass dies Deutschland und ihn selbst vernichten würde und ein anderer Einsatz der letzten Ressourcen, etwa für die Landesverteidigung, eigentlich näher gelegen hätte"[51], so Rainer Bucher mit Verweis auf Kershaw, Hitler II, S. 814 f., wo Hitler vor den Militärs den Vorrang der Judenvernichtung vor der Verteidigung rechtfertigte.

Mit René Girard wird dieser Glaube erklärbar. Der deutsche Staat war seit der Niederlage im ersten Weltkrieg in einer Dauerkrise.[52] Hohe Restaurationszahlungen an die Siegermächte, die Hyperinflation von 1923, der ständige Regierungswechsel der überforderten Weimarer Republik, die damit verbundenen Straßenkämpfe zwischen Kommunisten und Nationalsozialisten und die gekränkte junge deutsche Nation, die in den Versailler Verträgen die alleinige Kriegsschuld anerkennen musste[53] und darüber hinaus die oben dargestellte „moderne Relativierungskrise" der Kirche[54]. Diese Krisensummation setzte ein uraltes Prinzip in Gang: Den Sündenbockmechanismus.

Die Entdifferenzierung stellte eine Nationalsozialisierung dar mit dem Ziel, die Andersartigkeit herauszukristallisieren. So schuf der Gott von nun an eben nicht mehr die Menschen, sonder die „Völker". Wie schon im Mittelalter waren die Juden und Behinderte, die entweder auf physischer oder psychischer Ebene eine Andersartigkeit mit sich trugen, prädestiniert für die unbewusste Opferselektion. Wo keine Andersartigkeit zu finden war, wurde sie *er*funden. Immer wieder hob Hitler die Verschiedenheit der Juden von der deutschen arischen Rasse hervor.

Den Juden wurde schlicht alles vorgeworfen, selbst wenn es sich jeglicher Logik entzog, scheinbar gerechtfertigt durch eine krude Wissenschaftlichkeit, die „geglaubt" wurde, weil die Menschen keine Krise, keine negative Reziprozität mehr wollten.[55] Das „Finanzjudentum" strebe sogar die „Weltherrschaft"[56] an und „vergifte das Blut" der anderen[57].

---

[51] Bucher, R., Hitlers Theologie, S. 28.
[52] Vgl. Hobsbawm, E., Das Zeitalter der Extreme, S. 115-142.
[53] Vgl. Ebd., S. 52 ff.
[54] Vgl. Bucher, R., Hitlers Theologie, S. 103. f.
[55] Hobsbawm vertritt interessanterweise die These, dass es ohne Krise den Erfolg des Nationalsozialismus wahrscheinlich nicht gegeben hätte. Vgl. hierzu Hobsbawm, E., Das Zeitalter der Extreme, S. 169 ff.
[56] Bucher, R. Hitlers Theologie, S. 117 ff.
[57] Hitler, A., Mein Kampf, S. 346.

Doch die bloße Krise schafft noch keinerlei Beweiskraft für die Schuldigkeit eines Opfers, erst der Sündenbockmechanismus, ausgelöst durch das Abklingen der Krise, löst jenen als magisch empfundenen, doch eigentlich verwerflichen, weil auf verdrehter Kausalität gestützten Moment des Glaubens aus: Das Opfer wird diskriminiert, die Krise verebbt; also war das Opfer schuldig. Eben dieses erklärt den retrospektiven Vorsehungsglauben Hitlers. Der Nationalsozialismus sei für Hitler ein „Wunder in der Zeit des Niedergangs".[58]

Auch auf die Glaubenskrise durch die Relativierung der kirchlichen Dogmen hatte Hitler eine Antwort: „Den breiten, suchenden und irrenden Massen einen neuen festen Glauben [zu geben], der sie in dieser Zeit der Wirrnisse nicht verlässt, auf den sie schwören und bauen, auf dass sie wenigstens irgendwo wieder eine Stelle finden, die ihren Herzen Ruhe gibt", sei das, so Hitler, „Gewaltigste", das die nationalsozialistischen Bewegung schaffen solle[59].

Fatalerweise passierte genau das. Mit dem Aufstieg des Nationalsozialismus und der voranschreitenden Diskriminierung der jüdischen Bevölkerung flachten die Krise und die Orientierungslosigkeit ab: Jetzt löste sich der Sündenbockmechanismus aus, von nun an wurde geglaubt, an Hitler und vor allem an die Schuld der Juden.

Wahnsinnig erscheint uns heute die Verbrennung von Hexen und Juden im Mittelalter und umso wahnsinniger erscheint uns die industrielle Vernichtung der jüdischen Bevölkerung im Nationalsozialismus, dessen Grausamkeit ein nie da gewesenes Ausmaß annehmen konnte. Ob Wahnsinn oder Glaube, ist vollkommen irrelevant. Entscheidend ist, er war real. Und wenn Menschen eine Situation als real definieren, dann sind sie in ihren Konsequenzen real, wie uns das Thomas-Theorem belehrt. Und nur so können wir erklären, weshalb Hitler, selbst als alles verloren war, nur noch eines vorantrieb: Die Vernichtung der Juden.

Ich denke, es ist deutlich geworden, dass wir in dem Holocaust durchaus ein in seinem Denken und Handeln vom Glauben geprägtes und somit religiöses Opfer in der Theologie Adolf Hitlers sehen können.

Die Konsequenz, die wir daraus ziehen müssen, ist, dass wir niemals das ambivalente Potenzial und die Kraft, die im Glauben schlummert, vergessen dürfen, für den auch in der heutigen Zeit fundamentalistische Gläubige noch in den Tod gehen. Und in welche Krisen wir auch noch geraten werden, wir immer darauf achten müssen, unseren Glauben auch vor der Vernunft verantworten zu können, um die ungeheure Kraft des Glaubens nicht gegen uns selbst zu richten.

---

[58] Hitler, A., Sämtliche Aufzeichnungen, S. 1049; vgl. auch Bucher, R., Theologie Hitlers, S.78
[59] Vgl. Hitler, A., Sämtliche Aufzeichnungen, S. 624.

6. Literaturverzeichnis

Bucher, Rainer (2008), Hitlers Theologie, Würzburg.

Domarus, Max (1988), Hitler. Reden und Proklamationen 1932-1945. Kommentiert von einem deutschen Zeitgenossen, 4 Bände, Leonberg.

Girard, René (1992). Das Heilige und die Gewalt, aus dem Franz. von Mainberger-Ruh, E., Frankfurt am Main. Orginalausgabe: Girard, René (1972), La violence et le sacré, Paris.

Girard, René (1998), Der Sündenbock, aus dem Franz. von Mainberger-Ruh, E., Zürch, Düsseldorf. Orginalausgabe: Girard, René (1982), Le Bouc émissaire, Paris.

Grabner-Haider, Anton (2009), Hitlers Theologie des Todes, Kevelaer.

Hitler, Adolf, Sämtliche Aufzeichnungen 1905-1924, hrsg. von Jäckel, E. & Kuhn, A. (1980), Stuttgart.

Hitler, Adolf (1933), Mein Kampf, München (Erstauflage 1925).

Hitler, Adolf, Reden, Schriften und Anordnungen Februar 1925 - Januar 1933, München 1992ff., Bd. II: Vom Weimarer Parteitag bis zur Reichtagswahl: Juli 1926 – Mai 1928 (2 Teilbände).

Hitler, Adolf, Monologe im Führerhauptquartier 1941-1944. Die Aufzeichnungen Heinrich Heims, hrsg. von Jochmann, W. (1988; Sonderausgabe), Bindlach.

Hobsbawm, Eric (2009), Das Zeitalter der Extreme. Weltgeschichte des 20. Jahrhunderts, München (9. Auflage; Erstauflage 1998).

Liddel, Henry George & Scott, Robert (1996), Greek-English Lexicon, Clarendon Press (9. Auflage). Oxford, S. 1217 (Stichwort olokausteo)

Picker, Henry, Hitlers Tischgespräche im Führerhauptquartier 1941-1942, hrsg. von Schramm, P. E. (1965), Stuttgart.

Schulz, Matthias (2003), Totenkult am Feuerberg. Warum haben die Azteken Menschen gehäutet und Kinder geopfert? Archäologen legen in Mexico City den größten Kultplatz des rätselhaften Volkes frei und stoßen auf Spuren grausamer Rituale, in: Der Spiegel vom 26. Mai 2003 (Ausgabe 22/2003), S. 160

Taubes, Jacob (1987), Ad Carl Schmitt: Gegenstrebige Fügung, Berlin.